AF401287

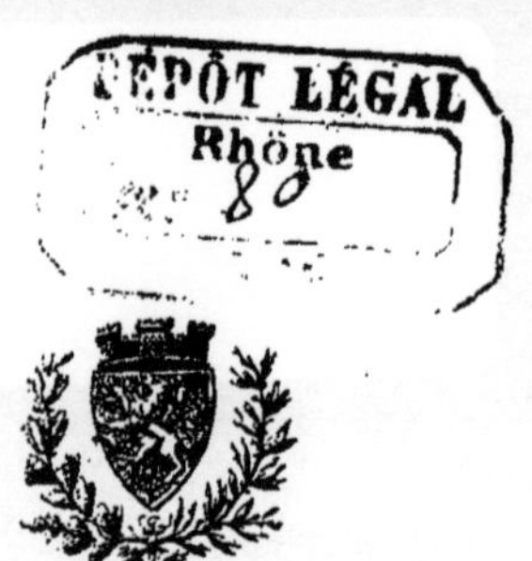

Dᴿ Claudius GARCIN

Ancien Interne des Hôpitaux de Lyon

DE QUELQUES SYMPTOMES

DES

ABCÈS DU CERVEAU

(Hypothermie. — Troubles de la Parole. — Brachycardie)

ET DE LEUR COINCIDENCE

AVEC LES CARDIOPATHIES

LYON

A. REY, IMPRIMEUR DE LA FACULTÉ DE MÉDECINE

4, RUE GENTIL, 4

1896

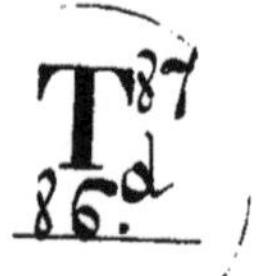

DE QUELQUES SYMPTOMES

DES

ABCÈS DU CERVEAU

(Hypothermie — Troubles de la Parole — Brachycardie)

ET DE LEUR COINCIDENCE

AVEC LES CARDIOPATHIES

DE QUELQUES SYMPTOMES

DES

ABCÈS DU CERVEAU

(Hypothermie. — Troubles de la Parole. — Brachycardie)

ET DE LEUR COINCIDENCE

AVEC LES CARDIOPATHIES

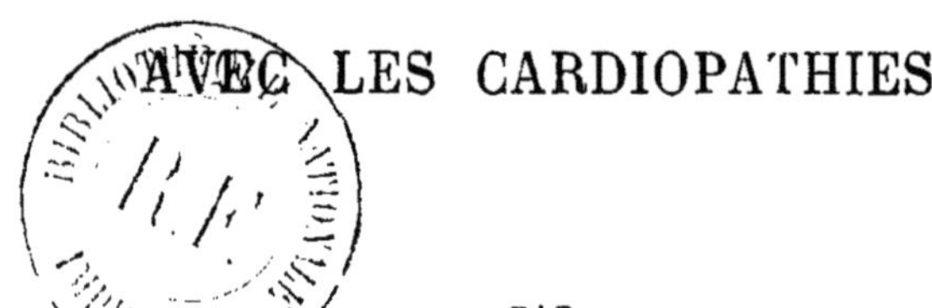

PAR

LE DR C. GARCIN
Ancien Interne des Hôpitaux de Lyon.

LYON

A. REY, IMPRIMEUR DE LA FACULTÉ DE MÉDECINE
4, RUE GENTIL, 4

1896

INTRODUCTION

Les abcès du cerveau ne sont pas des surprises pour le clinicien lorsqu'ils sont le corollaire d'une lésion osseuse du crâne ; il prévoit leur possibilité chez un malade dont l'oreille est une source de pus, peut pour ainsi dire être le témoin de leur apparition, et par une trépanation hâtive lutter, souvent avec succès, contre leurs redoutables conséquences.

D'autres suppurations cérébrales circonscrites peuvent s'établir dans le cours d'un état infectieux, pyohémie, septicémie, endocardite ulcéreuse, pneumonie infectieuse, véritables semis métastatiques jetés dans la substance cérébrale comme dans d'autres organes, foie, rate, et que le clinicien peut encore prévoir, mais qui le laissent désarmé.

Parfois, mais plus rarement encore, les coupables seront certaines affections des bronches, du poumon, bronchectasie fétide, gangrène pulmonaire, bronchite spécifique chronique, et si la relation de cause à effet paraît moins claire, il n'en est pas moins vrai qu'elle existe, qu'elle semble naturelle, et n'étonne pas l'observateur.

Du reste la littérature médicale s'est enrichie, dans ces dernières années, de nombreux travaux sur cette question nouvelle de l'étiologie pulmonaire de ces abcès.

En résumé dans tous ces faits, et nous n'avons pas la prétention d'avoir passé en revue toutes leurs causes étiologiques, on connaît la source de l'abcès, source qu'on peut tarir, abcès qu'on peut aller ouvrir dans certains cas, alors que, dans d'autres, seul l'esprit du clinicien est satisfait sans qu'il soit possible d'être d'une utilité réelle pour le malade.

Mais il est des abcès du cerveau survenus sans cause apparente, évoluant en dehors de toute lésion osseuse du crâne, de tout état infectieux, etc.

Véritables irréguliers de la pathologie, ils semblent défier toute explication logique.

Le médecin aurait cependant un grand intérêt à éclairer leur pathogénie. Dans les abcès nés dans le cours d'un état infectieux grave, comme par exemple ceux dont les signes éclatent à la fin d'une tuberculose aiguë, le médecin ne peut intervenir, arrêté par la gravité de l'état général, et certain que toute opération serait une opération de luxe.

Au contraire dans ces abcès, dits idiopathiques, nulle contre-indication n'arrête le trépan, et le sujet bénéficierait largement d'une hâtive intervention. Ces cas cesseraient d'être souvent des trouvailles d'autopsie.

Aussi n'est-il pas sans intérêt d'essayer, non de jeter une lumière complète sur leur genèse, mais de rechercher si ces abcès ne sont pas liés à des lésions d'autres organes, et du cœur particulièrement. Sans vouloir entrer dans le chapitre immense des rapports pathologiques qui unissent étroitement le cœur et le cerveau, nous montrerons les quelques cas curieux trouvés dans la littérature médicale où ces abcès ont coïncidé avec une affection cardiaque.

D'autre part, et tous les cliniciens ont pu en être témoins, les abcès du cerveau se traduisent par une symptomatologie difficile à préciser. Pas de signe pathognomonique ici, pas même de syndrome pouvant entraîner une conviction réelle. Les variations cliniques varient à l'infini. Sans vouloir refaire l'analyse et l'interprétation de ces symptômes, nous montrerons d'assez nombreux cas d'abcès encéphaliques se traduisant pour ainsi dire par une symptomatologie paradoxale, semblant briser le cadre classique, et présenter une marche fantaisiste que les traités ne sont pas habitués à envisager.

Notre but est d'ajouter à la séméiologie de l'abcès du cerveau quelques particularités intéressantes de son évolution dans certains cas, de grouper certains faits pas ou peu précisés dans leur description classique.

Notre premier chapitre comprendra les quelques cas où des abcès du cerveau ont évolué dans le cours d'une

affection cardiaque. Dans le second nous montrerons plusieurs cas se signalant par une marche un peu particulière,
limitant nos recherches à trois points :

    1° *Marche de la température;*
    2° *État du pouls;*
    3° *Trouble de la parole.*

Nous avons fait ce travail sous la bienveillante direction
de M. Devic, professeur agrégé à la Faculté. Qu'il nous
permette de le remercier pour ses conseils et l'intérêt qu'il
nous a témoigné.

M. le professeur Lépine, après les enseignements cliniques qu'il nous a prodigués pendant notre dernier semestre d'internat, nous fait encore l'insigne honneur de pré-
sider notre thèse. Que notre maître éminent reçoive ici
l'hommage de notre profonde reconnaissance.

Nous remercions particulièrement nos maîtres qui nous
ont guidé de leurs bons conseils durant notre internat :
M. Poncet, professeur de clinique à la Faculté, M. Gan-
golphe, professeur agrégé, maîtres qui nous ont initié à
la pratique de la chirurgie.

M. Audry, M. Aubert, M. Humbert Mollière qui nous
ont témoigné durant notre internat un intérêt dont nous
leur sommes vivement reconnaissants.

Nos premiers pas dans l'externat furent dirigés par
M. le professeur M. Pollosson et M. Colrat ; qu'ils reçoi-
vent ici nos sincères remerciements.

Il nous reste un pieux devoir à remplir ; c'est d'adresser un souvenir à la mémoire de deux de nos maîtres qu'une mort prématurée a enlevés à l'affection de leurs élèves, M. Daniel Mollière dont nous avons eu l'honneur d'être l'externe, et M. Levrat, professeur agrégé, avec lequel nous avons passé très utilement un semestre d'internat.

Nous devons à M. Boudin, interne suppléant des hôpitaux, des remerciements particuliers pour le zèle avec lequel il s'est mis à notre disposition pour nos recherches bibliographiques et pour ses traductions allemandes.

DE QUELQUES SYMPTOMES

DES

ABCÈS DU CERVEAU

(Hypothermie — Troubles de la Parole — Brachycardie)

ET DE LEUR COINCIDENCE

AVEC LES CARDIOPATHIES

CHAPITRE PREMIER

ABCÈS SPONTANÉS DU CERVEAU — CARDIOPATHIES

Il n'est question dans ce chapitre que des abcès du cerveau dont on ne trouve la cause nulle part.

La littérature médicale est pauvre en cas de ce genre, soit que cette pauvreté soit réelle, soit peut-être que l'attention des observateurs ne se soit portée que rarement sur ces faits.

Parmi les nombreuses observations d'abcès du cerveau, d'origine absolument inconnue, ayant donné très souvent lieu à des erreurs de diagnostic, nous n'avons trouvé que très rarement noté l'état du cœur et de ses orifices.

Nous publions une observation personnelle prise sur un malade que nous avons suivi dans le service de M. le professeur Lépine. Sous la direction de M. le Dr Devic, qui le suppléait, nous avons suivi ce malade depuis son entrée jusqu'à sa mort.

A ce cas nous joindrons cinq observations publiées par

Ballet, et l'on verra que dans ce nombre, outre les malformations congénitales du cœur qui seules ont paru importantes à cet auteur, quatre fois on note, soit une lésion soit une malformation des orifices cardiaques, se traduisant toujours par un rétrécissement de ces orifices.

Nous n'essaierons même pas d'interpréter ces faits, nous constatons seulement la coïncidence des deux affections. Nous avons recherché, mais sans succès, si l'on avait signalé des suppurations cérébrales formées autour d'un foyer de nécrobiose; cette hypothèse ne semble même pas avoir été soulevée.

Nous n'insisterons pas non plus sur la possibilité d'une embolie septique, car dans les cas que nous publions, rien ne peut donner raison à ce fait, la maladie ayant évolué sans aucun état infectieux.

Nous citerons, par curiosité seulement, les hypothèses plus ou moins vagues, plus ou moins scientifiques même que certains auteurs ont émises, du reste prudemment, sur la pathogénie cardiaque de ces abcès. C'est ainsi que Guillevic, à propos des cas de Ballet, fait les réflexions suivantes :

C'est là, croyons-nous, un trait nouveau, et surtout depuis, à toutes les observations présentées à la Société anatomique, la question se pose de savoir l'état du cœur.

Dans leurs interprétations des faits cependant, les écrivains, qui ont consigné ce vice du système circulatoire central, ne semblent pas lui avoir attribué d'influence sur l'apparition du pus dans le cerveau.....

Pareil état du cœur crée un état dyscrasique prédisposant, comme il est admis pour tous les états généraux graves, à la formation dans l'organisme de produits de déchéance vitale. Ces allégations sont certainement insuffisantes, mais elles ont encore cours dans la science actuelle.

Grisolles dit que certains abcès viennent compliquer certains états constitutionnels, se développant sous leur influence, sans pour cela être spécifiques.

Rien ne prouve que l'influence qui a produit ces abcès soit d'une autre nature que les phlegmasies simples.....

Enfin une nouvelle hypothèse semble naître depuis quelques années, et ces abcès spontanés, idiopathiques seraient de nature tuberculeuse.

Cette nature spécifique des abcès du cerveau n'est pas douteuse le plus souvent, lorsqu'ils sont le dernier épisode de l'histoire de la granulie, car dans le pus franchement phlegmoneux de ces abcès, sans méningite suppurée nécessaire préalable ou concomitante, on a trouvé le bacille de la tuberculose, seul facteur de la suppuration ; aucun autre microbe n'intervient dans ce processus. Mais pour les abcès que nulle tuberculose, pulmonaire ou autre, ne peut expliquer, on ne peut être aussi affirmatif, et toutes les hypothèses émises sont encore vagues et ne reposent sur aucun fait certain.

OBSERVATIONS

OBSERVATION PERSONNELLE (inédite).

Recueillie dans le service de M. le professeur Lépine.
(Voir planche I).

Joseph G..., dix-neuf ans, entré le 31 août 1895, mort le 27 septembre 1895.

Autopsie, vingt-six heures après la mort.

On n'a aucun renseignement sur ses antécédents héréditaires.

Antécédents personnels. — Le malade n'a jamais eu de maladies sérieuses l'ayant tenu au lit. Pas de rhumatisme.

Depuis longtemps il accuse une dyspnée qui ne l'empêchait pas du reste de faire toute la journée des courses pour son patron.

Il y a dix jours, sans phénomènes prémonitoires connus, il est pris assez brusquement, sans perte de connaissance, d'une paralysie qui intéresse d'emblée la face et le membre supérieur du côté droit.

Depuis extrême difficulté à parler. Il traîne un peu la jambe, mais vient néanmoins seul à l'hôpital.

A son entrée. — Il paraît souffrir beaucoup de la tête, et montre avec insistance le côté gauche de son crâne comme le plus douloureux.

Le malade est petit, peu développé. Aspect juvénile très marqué. Pas de barbe, pas de poils au pubis.

Son thorax et ses membres inférieurs présentent des déformations rachitiques très accentuées.

Au thorax la déformation prédomine sur le sternum. On constate vers le tiers supérieur de l'os la présence d'une saillie angulaire qui bombe en avant d'environ 5 à 6 centimètres formant au-dessus et au-dessous deux plans inclinés, légèrement excavés. Latéralement la saillie se continue avec les côtes. L'excavation est beaucoup plus marquée en bas qu'en haut, elle se prolonge jusqu'à l'appendice xyphoïde. *Genu valgum* double.

Epaississement de l'épiphyse inférieure des deux tibias.

Pas de malformations congénitale des organes génito-urinaires ni de la cavité buccale.

Cœur. — La déformation du thorax rend très difficile la recherche de la pointe, qui bat un peu en dehors la ligne mamelonnaire ; il est impossible de préciser dans quel espace.

La palpation révèle un choc assez intense, un frémissement bien senti très nettement systolique et présystolique.

A l'auscultation on entend un souffle très rude, remplissant toute la systole, cachant presque le deuxième bruit. Il se propage dans l'aisselle.

Dans le deuxième espace intercostal la main perçoit un frémissement vibratoire très net, de courte durée, nettement systolique. A ce niveau on entend un second souffle à maximum dans ce deuxième espace. Il s'entend à la naissance des vaisseaux du cou, mais ne s'entend plus dans les carotides, et s'étend vers la clavicule gauche. Pas de pouls veineux.

Dans le dos on entend encore très nettement le souffle au niveau du sacrum. Dès qu'on quitte le rachis, il perd beaucoup de son intensité. On ne l'entend pas sur le crâne et les os de la face.

Au-dessus de la pointe on entend très bien en outre, un roulement diastolique, précédant immédiatement le souffle. Pas de dédoublement du second bruit.

Pouls. 40. Il est un peu petit, régulier, sans autre caractère particulier. Pas de double souffle de Durozier.

Pouls capillaire.

Pas de cyanose des extrémités, pas d'œdème.

Le malade se lève pour aller à la selle, pour uriner.

Urines : ni sucre, ni albumine.

Poumons. — Rien de particulier.

L'abdomen est souple; le foie et la rate ont leur volume normal. Le malade a bon appétit.

Pas de vomissements.

Parésie très marquée du membre supérieur droit, et surtout accentuée à la main.

Très peu de chose au membre inférieur du même côté.

Paralysie faciale droite.

L'orbiculaire des paupières n'est pas intéressé.

La langue tirée se dévie un peu à gauche, mais se meut facilement dans tous les sens.

Aucun trouble de la sensibilité appréciable.

La musculature externe des yeux est intacte.

Les réflexes à la lumière et à l'accomodation ne sont pas intéressés.

Extrême difficulté de la parole. On saisit avec beaucoup de peine quelques mots très mal prononcés, mais il a des mots articulés.

Pas de cécité ni de surdité verbales. Il exécute très bien les ordres donnés par la parole et l'écriture. Il comprend toutes les questions qu'on lui pose.

La parésie de la main droite empêche d'apprécier exactement les troubles de l'écriture.

Il tient avec beaucoup de peine son crayon entre les doigts. Toutefois il copie les lettres d'une façon satisfaisante. Ecrit très mal son nom.

Pas de température.

7 septembre. — Numération des globules rouges = 6.293.000. Température 37°3.

Très obnubilé. Il comprend ce qu'on lui dit, mais ne cherche plus à répondre aux questions. Température n'a jamais dépassé 38°. Aux poumons quelques râles sonores. Rien aux sommets. La paralysie des lèvres semble avoir augmenté. La bouche est ouverte, Il ne peut pas tirer la langue.

On le fait boire, il ne fait pas de mouvements des lèvres et ne parait pas faire de mouvement de déglutition. Température, m. 37°4 ; s. 37°9.

11 septembre. — Le membre inférieur droit est en abduction et en rotation en dehors. Il le remue peu. Toutefois il peut lui imprimer spontanément des mouvements.

Le membre inférieur gauche se meut facilement.

La main gauche serre avec énergie.

La main droite ne serre pas du tout.

Il perd son urine et ses matières. Il se lève quelquefois mais il tombe par terre.

Il est très difficile de l'alimenter. Se tient constamment dans le décubitus latéral gauche.

Pouls très lent, régulier, assez fort: 52. Pas d'œdème, pas de cyanose. Pas de pouls veineux. Température, m. 37°4, s. 36°9.

Frémissement de labase est plus net que celui de la pointe, et absolument indépendant de lui. Entre les deux, on trouve une zone où on n'en perçoit point.

Cœur. — Pointe se déplace très nettement d'environ 3 centimètres dans le décubitus latéral gauche et horizontal.

De temps en temps le malade pousse quelques grognements. Il comprend ce qu'on lui dit. Il ne peut pas tirer la langue, et ne paraît pouvoir faire aucun mouvement de la langue ni des lèvres.

Si on pique le cartilage de la cloison, il se met à gémir, contracte légèrement ses muscles de la moitié gauche, mais la moitié droite reste absolument immobile.

Il meut assez bien ses globes oculaires, et le réflexe de la pupille à la lumière paraît conservé.

Respiration lente, régulière.

Pouls 48, régulier.

Pas de modification de la courbe thermique.

12 septembre. — Le malade est très abattu, pousse quelques grognements, mais ne prononce aucun son articulé.

Cependant il comprend tout ce qu'on lui dit.

La langue et les lèvres sont absolument immobiles.

Pouls, 52. Respiration, 18. Température, m. 36°8; s. 36°9.

On l'alimente par le nez.

Les globes oculaires font quelques mouvements automatiques dans le sens transversal.

14 septembre. — Etat stationnaire. Température, m. 36°7; s. 36°4.

Aucun mouvement des lèvres, ni de la langue.

16 septembre. — L'orbiculaire des lèvres paraît se contracter un peu ce matin. Il est absolument impossible de lui faire tirer la langue. Il paraît un peu moins obnubilé. Température, m. 36°7; s. 36°4.

17 septembre. — Les mouvements des lèvres sont un peu plus étendus. Température, m. 36°8; s. 36°5.

18 septembre. — Il remue plus facilement les lèvres. La langue est tirée très légèrement. Hier il a pu avaler quelques gorgées de liquide. Température, 36°7; s. 37°3.

19 septembre. — Température, m. 37 degrés; s. 36°2.

20 septembre. — Ce matin il tire la langue, remue mieux les lèvres.

Pouls, 52, régulier. Température, m. 36°7; s. 36°6.

Il peut avaler facilement.

23 septembre. — Depuis hier il s'est alimenté tout seul, on n'a plus eu recours à la sonde. On l'a ainsi nourri deux fois par jour pendant dix jours. Température, m. 36°7 ; s. 36°9.

Il ne parle pas, comprend très bien ce qu'on lui dit, mais depuis le 12 il n'a pas prononcé les mots qu'il avait à sa disposition à son entrée.

Il pousse constamment un grognement incompréhensible. Le membre inférieur droit semble avoir perdu tout mouvement spontané. Comme le membre supérieur du même côté, il offre une paralysie flasque.

Réflexe plantaire conservé.

Escarre récente, sacrée et trochantérienne.

27 septembre. — Insensibilité à la piqûre de la plante du pied.

Réflexes cutanés plantaires plus accentués à droite qu'à gauche.

Pouls régulier, 120.

Troubles vaso-moteurs de la face consistant en rougeurs diffuses par plaques, en sueurs localisées à la face, le reste du corps étant sec.

Pupilles ne réagissent plus à la lumière.

Piqûre du cartilage de la sous-cloison le trouve presque insensible. Toutefois le malade cherche à se défendre avec son membre inférieur droit, mais on n'observe aucune réaction musculaire du visage.

Température subit une marche ascensionnelle depuis deux jours, sans dépasser 38°5.

Aujourd'hui saut brusque à 40°2. Mort.

AUTOPSIE. — Vingt-six heures après la mort.

Cerveau. — Pas de cicatrice au cuir chevelu. Pas de trace d'ancien traumatisme sur la boite osseuse du crâne.

Rien à la dure-mère qui n'offre pas trace d'adhérences. Rien aux sinus.

Les circonvolutions paraissent très aplaties surtout, à gauche. A mesure qu'on veut séparer le bulbe et le cervelet du cerveau, il s'écoule du pus verdâtre par la fente de Bichat.

La séparation des deux hémisphères fait écouler une quantité très notable de pus de l'hémisphère gauche, 300 grammes au moins ; il est épais, fétide, verdâtre.

Toute la cavité ventriculaire et ses cornes sont distendues par du pus.

A la partie externe des circonvolutions, se trouve un point par où le pus va sourdre au niveau de la pariétale ascendante et de la temporale, en un point assez limité.

Rien à l'hémisphère droit.

Méninges s'enlèvent facilement. Pas traces d'adhérences. Rien au rocher, à l'ethmoïde, aux sinus, à la cavité orbitaire, aux fosses nasales.

Poumons. — Rien dans la plèvre gauche. Poumon un peu congestionné. Pleurésie sèche du côté droit, dans toute la hauteur, paraissant récente, sans atélectasie, ni infarctus.

Pas de trace de tuberculose ancienne ou récente.

Ganglions trachéo-bronchiques peu volumineux. Aucun caséeux.

Cœur. — Poids, 340 grammes. Pas de liquide dans le péricarde. Pas de péricardite, pas de taches laiteuses.

Augmentation d'épaisseur des parois du ventricule droit. Parois 1 cm. 50 plus épaisses que ventricule gauche. Cavité non dilatée. Cœur dur, non flasque.

Orifice d'artère pulmonaire très rétréci. Il est impossible d'y faire pénétrer le petit doigt. Les trois nids de pigeons sont complètement déformés, et tous sont recroquevillés très fortement. Un d'eux n'est plus représenté que par un petit moignon adhérent à la paroi de l'artère sur toute sa hauteur.

Les deux autres forment encore un peu le nid de pigeon, mais le bord libre en est très épaissi et fortement rétracté. A l'épreuve de l'eau, pas d'insuffisance.

Orifice tricuspidien n'est pas insuffisant à l'épreuve de l'eau. Aorte et artère pulmonaire paraissent avoir leur calibre normal. Pas d'athérome. Les coronaires sont perméables. Canal artériel est oblitéré.

Ventricule gauche. — Cavité n'est pas plus grande que celle du ventricule droit. Pas d'insuffisance aortique. L'orifice aortique est sain, et ses valvules sont normales.

Orifice nitral est insuffisant. Il existe une altération très marquée des valves de la mitrale ; elles sont soudées par leurs bords ; leurs cordages sont raccourcis, leurs bords libres sont indurés et recroquevillés.

La double lésion mitrale est très nette.

On ne trouve aucune lésion récente d'endocardite, ni dans le cœur gauche, ni dans le cœur droit.

Pas de caillots anciens dans les auricules et les oreillettes, celles-ci sont un peu dilatées, mais légèrement.

Reins. — Poids, 110 grammes. Congestionnés.

Pas d'infarctus. Les capsules se détachent facilement. Pas d'abcès.

Foie. — Poids, 1350 grammes.

Congestionné. Pas d'infarctus, ni d'abcès.

Rate. — Poids, 150 grammes. Un peu de périsplénite. Pas d'abcès. Pas d'infarctus.

On n'observe rien d'anormal soit dans l'œsophage, soit dans l'estomac et l'intestin.

Le pancréas est sain macroscopiquement.

Vessie. — Contient de l'urine un peu trouble. Pas d'autres altérations.

Rien aux testicules.

Enfin on ne trouve nulle part soit dans les organes internes, soit sur les téguments, de trace de suppuration.

Le malade n'avait et n'avait eu aucuns rhumatismes, aucun état infectieux. Pas de tuberculose.

Subitement, il est pris de paralysie faciale droite, de paralysie du membre supérieur du même côté, et de troubles de la parole.

Ces derniers progressent d'abord pour s'amender légèrement ensuite.

Parésie du membre inférieur droit.

Il est porteur d'une double lésion valvulaire ; rétrécissement marqué des orifices pulmonaire et mitral.

L'évolution de sa maladie s'accompagne d'hypothermie et de ralentissement du pouls, qui ont une marche parallèle.

Céphalie localisée à gauche, assez vive.

Nous reviendrons sur tous ces faits quand nous aborderons la symptomatologie de l'abcès cérébral.

Mémoire de Ballet.

OBSERVATION I.

Q.. Gustave, quinze ans, entré le 21 novembre 1877, à l'hôpital de Lille.

Ce malade, petit et rabougri, a à peine la taille d'un enfant de douze ans. Il a l'aspect souffreteux; le visage est anxieux et triste.

Le malade entend bien ceux qui lui adressent la parole ; mais il ne répond que difficilement et d'une façon vague aux questions qu'on lui pose. Il est plongé dans un état de demi-stupeur.

Pas de cyanose.

Le bras et la jambe gauche sont paralysés. La mobilité de la face est intacte.

Souffle rude au premier temps et à la pointe.

Le malade raconte qu'il y a huit jours, en allant vers une de ses sœurs, il est tombé subitement et n'a pu se relever. Il n'a pas perdu connaissance, et serait tombé parce que son pied aurait glissé. Toutefois, ce renseignement est assez peu précis pour qu'il soit permis d'en mettre en doute l'exactitude.

Il ne parle pas de coup reçu à la tête, et il n'y a au crâne aucune trace de contusion.

Mort deux jours après l'entrée.

AUTOPSIE. — Abcès de la grosseur d'une petite orange, occupant l'épaisseur des faisceaux frontaux et pariétaux supérieur et moyen. Infiltration purulente se poursuivant, en avant et en arrière, dans les faisceaux pédiculo-frontaux et pédiculo-pariétaux supérieurs.

Les rochers et les fosses nasales n'ont aucune lésion.

Les parois molles et osseuses du crâne ne présentent aucune trace de fracture et de contusion.

Cœur. — Les deux oreillettes viennent s'ouvrir dans le ventricule gauche qui est hypertrophié.

Le ventricule droit est au contraire atrophié, et sa cavité comme virtuelle.

La cloison interventriculaire, au lieu d'avoir une direction antéro-postérieure, est à peu près transversale.

Les ventricules communiquent entre eux par un trajet qui a les dimensions de l'index.

OBSERVATION II (Lallemand, *Recherches anatomo-pathologiques sur l'encéphale*, Lettre 4).

V... Marie-Gabrielle, dès sa plus tendre enfance était sujette au phénomène suivant : Aussitôt qu'elle se livrait à un travail un peu pénible, sa figure se colorait d'un rouge violacé.

La respiration était habituellement un peu gênée, surtout lorsqu'elle montait un escalier.

A quarante-sept ans, elle cessa d'être réglée et commença à se plaindre de palpitations, accompagnées d'une douleur aiguë de la région précordiale. Enfin, ses lèvres et sa figure devinrent tellement bleuâtres qu'elle ne marchait qu'à pas lents.

Elle était sujette à de fréquentes hémorragies nasales, sa constitution fut toujours assez faible, sa taille prit peu de développement.

Le 1er juillet 1822 (âgée alors de vingt-sept ans), elle se plaignit d'une sorte de crampe qu'elle éprouvait dans la main et le pied gauches. Bientôt apparaît une grande gêne dans les mouvements de ces deux membres ; enfin, quelque temps après elle perdit entièrement le mouvement et le sentiment dans ce côté du corps. Cependant elle conserva la raison et même l'usage de la parole.

Le troisième jour de sa maladie elle entra à l'hôpital Cochin et présenta les symptômes suivants :

Lèvres bleuâtres; pouls petit; perte complète du mouvement et du sentiment dans les membres du côté gauche. Pendant la nuit, les membres atte'nts furent tout à coup affectés de convulsions. Ces mouvements spasmodiques pouvaient être comparés à ceux que détermine la noix vomique.

En appliquant la main sur la région précordiale, on sentait un espèce de frémissement, semblable à celui que fait éprouver un corps élastique qu'on fait vibrer fortement.

Le 12 juillet la malade succomba.

Autopsie. — Dans la partie antérieure de l'hémisphère droit ou trouve un foyer purulent de la capacité d'un œuf de poule, contenant un pus enkysté par une membrane assez résistante.

Cœur. — Volume énorme. L'oreillette droite était très développée.

Inoblitération du trou de Botal.

L'artère pulmonaire offre à son ouverture un diaphragme perforé au milieu.

Ventricule gauche hypertrophié et dilaté.

Nous ferons remarquer que, dans cette observation, à la malformation cardiaque se joint une sténose de l'orifice de l'artère pulmonaire, due à la présence de ce diaphragme perforé au milieu.

Obs. III (Gintrac, *De la Cyanose,* Paris 1884).

J... Cannoni n'offrit à sa naissance rien d'extraordinaire; cependant on s'aperçut bientôt d'une teinte bleue des téguments. Cette teinte augmentait surtout après de violents mouvements.

A neuf ans et demi survint une paralysie du bras et de la jambe gauche, avec convulsions partielles et passagères; vive douleur de tête, chaleur élevée de la peau.

Bientôt le malade mourut.

Autopsie. — On trouve dans l'hémisphère droit du cerveau un

abcès qui contenait environ une once et demie de pus épais et noirâtre.

Cœur. — Ouverture de communication entre les ventricules près de l'origine de l'aorte.

Les valvules semi-lunaires de l'artère pulmonaire étaient rapprochées de façon à ne laisser qu'une petite ouverture circulaire.

Le canal artériel était fermé.

Dans cette observation on note également un rétrécissement de l'orifice de l'artère pulmonaire dont les valvules sont rapprochées de façon à ne laisser qu'une petite ouverture circulaire.

Obs. IV (Gintrac, *Pathologie*, t. VIII, p. 305, 1869).

Femme atteinte de cyanose dès son enfance.

A quarante-sept ans, cessation des règles, accroissement des symptômes d'affection du cœur.

A cinquante-sept ans, crampes dans la main et le pied gauches, puis hémiplégie du sentiment et du mouvement, et convulsions du même côté.

Le douzième jour perte de connaissance, face animée, yeux brillants agités de mouvements convulsifs; dilatation de la pupille, respiration de plus en plus laborieuse; paralysie généralisée.

Mort le lendemain.

Autopsie. — A la partie antérieure de l'hémisphère droit du cerveau, est un abcès de la capacité d'un œuf de poule, contenant environ trois onces de pus jaune verdâtre bien lié, renfermé dans un kyste composé d'une membrane molle et vasculaire.

Cœur volumineux. Trou de Botal conservé.

Cavités et orifices droits rétrécis.

Dans cette observation on note encore, mais sans localisation précise, un rétrécissement des orifices droits du cœur.

Observation V.

(Berthody, *Archives générales de médecine*, t. XVI, 1848.)

Jeune fille vingt et un ans. Cloison interventriculaire interrompue immédiatement au-dessous de l'aorte, de sorte que cette artère semblait naître des deux ventricules. L'artère pulmonaire était rétrécie au point qu'il était impossible d'y introduire le petit doigt. Le ventricule latéral gauche du cerveau était rempli de pus ; sa membrane interne enflammée et rétrécie. Dans le lobe postérieur du même hémisphère se trouvait un kyste de la grosseur d'un œuf de pigeon, rempli de pus, et sans aucune communication avec le ventricule. Sujette à la dyspnée et légèrement cyanosée. A la région précordiale bruit de râpe très fort, qui accompagnait et masquait le premier bruit du cœur.

Elle mourut d'accidents délirants et comateux.

On note dans cette observation un rétrécissement exagéré de l'artère pulmonaire, rétrécissement tel qu'il était impossible d'y introduire le petit doigt.

Dans ces cinq observations, Ballet semble n'avoir tenu compte que des diverses malformations cardiaques présentées par les malades, et dans ses conclusions, muettes du reste sur toute la pathogénie des abcès cérébraux qui ont évolué dans leur cours, il garde un silence complet sur les lésions ou modifications des divers orifices du cœur mentionnés nettement cependant dans son travail.

Cependant à côté de ces malformations, communication des ventricules dans trois cas, inoblitération du trou de Botal dans deux cas, on trouve une seule observation où la malformation existe seule, indépendante de toute lésion orificielle.

Dans les quatre autres observations on note deux cas

où l'orifice de l'artère pulmonaire était rétréci, une fois par la présence d'un diaphragme percé d'un orifice, une autre fois par le rapprochement des valvules sigmoïdes.

On note également un cas, où la malformation s'accompagnait de rétrécissement des orifices du cœur droit, sans localisation plus précise, et enfin un quatrième cas, où existait un rétrécissement considérable de l'artère pulmonaire, rétrécissement semblable à celui que nous avons noté au niveau de l'orifice pulmonaire, dans notre observation personnelle.

D'autre part en analysant attentivement ces observations, on constate les faits suivants :

Dans deux observations la deuxième et la quatrième, la malade était cyanosée depuis l'enfance, et l'abcès cérébral ne s'est développé qu'à l'âge de quarante-sept ans dans ces deux cas.

Pourquoi n'attribuer qu'à cette malformation congénitale, supportée plus ou moins bien pendant une période si longue, l'apparition si tardive de l'abcès, alors que la lésion orificielle doit être considérée, vraisemblablement, comme étant de date plus récente, au moins dans un cas (obs. IV.)

Dans la troisième observation, celle se rapprochant le plus de la nôtre, la malade a de la cyanose depuis l'enfance, se traduisant par une teinte bleue des téguments.

La malformation est supportée, plus ou moins bien, pendant neuf ans et demi, et à cette époque éclate l'abcès.

N'est-il pas logique d'attribuer encore dans ce cas, une certaine part à la sténose de l'orifice pulmonaire, due ici au rapprochement des valvules sigmoïdes.

De même dans la cinquième observation, le rétrécissement de l'artère pulmonaire ne doit-il pas entrer en ligne, parallèment à la malformation, pour expliquer, si l'on veut l'expliquer ainsi, l'apparition de l'abcès.

Dans ces cinq observations, deux montrent une lésion orificielle probablement acquise (obs. III, IV).

En résumé, sans vouloir faire, soit de la malformation, soit des altérations orificielles, la cause directe de l'abcès, il semble plus logique de signaler la coïncidence de l'abcès avec la lésion orificielle, de date plus récente certainement, que celle existant entre cet abcès et la malformation, qui dans deux cas est âgée de quarante-sept ans, dans un cas de vingt-deux ans, dans un dernier cas de neuf ans et demi. Car l'une et l'autre ont leur influence séparée et réunie sur les troubles circulatoires, qui diminuent le champ de l'hématose ; l'une et l'autre sont facteurs, au même titre, de l'insuffisance circulatoire du domaine cérébral, qui, peut être en état de réceptivité morbide plus grand qu'à l'état physiologique, offre un terrain plus facile aux divers processus parasitaires qui peuvent se développer brusquement sans état infectieux aigu prémonitoire, comme le fait comprendre l'état de microbisme latent dans lequel se trouvent de préférence certains sujets diathésiques, certains sujets débilités par une déchéance organique quelconque.

CHAPITRE II

SYMPTOMATOLOGIE

Lorsqu'on parcourt les diverses descriptions des symptômes de l'abcès cérébral, on est frappé par ce fait qu'il
n'en reste qu'une vague idée dans l'esprit. Rien de précis,
pas d'unanimité dans l'importance de chacun de ces
signes.

Un seul d'entre eux revient toujours avec la même affir-
mative au sujet de son importance capitale. C'est la céphalée persistante, vive, localisée au niveau du siège du foyer
suppuratif.

Nous ne visons ici que les symptômes généraux, et non
ceux que l'on appelait les signes focaux, ceux-ci plus ou
moins bien déterminés par la localisation de l'abcès.

Dans leur nombre nous avons choisi les phénomènes
aphasiques, non pas qu'ils ne soient connus, car très nombreuses sont les observations qui les décrivent. Mais nous
voulons esquisser quelques traits particuliers qu'ils offrent
dans quelques cas.

Mais, dès qu'on aborde la question de la température et du pouls, on trouve pour la première de grandes contra - dictions dans les auteurs ; les uns affirment qu'elle est presque toujours normale, les autres que l'ascension ther- mométrique est la règle.

Les pulsations cardiaques sont très rarement notées dans les observations ; on est en général muet dans les traités sur leur mode d'existence, et peut-être sont elles englobées avec la température dans le terme générique de fièvre.

Ce sont ces trois points : marche de la température, état du pouls, phénomènes aphasiques, que nous allons étudier, à un point de vue particulier, dans la séméiologie de l'abcès du cerveau, en montrant leurs particularités d'existence dans l'évolution d'un certain nombre de cas.

I. — Marche de la température

La température est très discutée dans l'évolution de l'abcès cérébral.

Certains auteurs considèrent la fièvre comme un carac- tère clinique, qui permet de différencier l'abcès du cerveau, non seulement de la syphilis cérébrale, des tumeurs céré- brales et des diverses formes de l'aliénation mentale, mais encore de la méningite tuberculeuse.

Stahl dans sa thèse arrive à cette conclusion que l'apy- rexie est la règle. La plupart de ses observations, dit-il parlent contre cette assertion trop absolue, que la fièvre est un signe de valeur dans l'abcès du cerveau.

Nous ne prétendons pas qu'il n'y ait pas du tout de fièvre dans la période de formation de l'abcès. En effet la suppuration s'accompagne en général de frissons et d'élévation thermique et *a priori* on peut admettre que l'évolution de l'encéphalite est fébrile; mais cette fièvre n'est jamais bien intense ou du moins elle ne se maintient pas.

Stahl cite alors, à l'appui de ces paroles, une observation de Savard, une de Bierner, une de Bernheim, où la température oscille entre 37°5 et 38 degrés; une de Kruzer et une de Reynaud où la température est même hypothermale et descend jusqu'à 36°4.

Il conclut alors : Ainsi même dans les cas où la maladie a une marche rapide, l'évolution fébrile est de médiocre intensité, et il n'y a pas lieu d'exagérer son importance au point de vue du diagnostic.

W. Stokes décrit une période de latence de l'abcès cérébral, période de durée variable, pendant laquelle la fièvre fait presque constamment défaut.

Tellier, dans sa thèse, n'est pas de cet avis, et basant son opinion sur un certain nombre de cas, conclut ainsi :

L'absence de température ne nous paraît pas facilement s'accorder avec la formation du pus, même latente.

Il accorde une grande valeur au tracé thermométrique, dont les oscillations suffisent, dit-il, le plus ordinairement, à elles seules, pour faire soupçonner que le malade fait du pus quelque part.

Dans la thèse d'agrégation de Robin, sur 113 cas, on note seulement 29 fois la fièvre dès le début.

Les traités décrivent en général trois périodes dans l'évolution de l'abcès du cerveau : le début avec fièvre de moyenne intensité, une période de rémission où la fièvre s'apaise, enfin une phase paralytique débutant très sou-

vent par un ictus avec ou sans convulsions, avec une nouvelle ascension thermométrique.

Nous nous contenterons, sans en donner d'autres, de
ces appréciations, car elles résument toutes les discussions à ce sujet.

En résumé tous les auteurs s'accordent pour donner
à l'abcès cérébral le droit d'avoir des poussées d'ascension
thermique ; mais si pour les uns, elles constituent un caractère de grande valeur, dans le diagnostic différentiel de
cet abcès, pour les autres elles ne sont qu'un criterium de
médiocre importance, et dans lequel il ne faudrait avoir
qu'une confiance limitée.

Sans vouloir prendre fait et cause soit pour les uns, soit
pour les autres, nous allons, au contraire, montrer plusieurs
cas où non seulement l'abcès du cerveau a évolué indemne
de toute ascension thermique, mais où encore sa marche
s'est signalée par des chutes de température au-dessous du
chiffre normal.

OBSERVATIONS

Dans la thèse de CONCHON, nous notons dans trois observations,
la marche thermométrique suivante :

Dans l'une d'elles la température reste toujours normale, sauf
une seule fois où l'ascension atteint 38°.

Dans la seconde observation la température descend au-dessous
de 37°, et son maximum de descente est 36°8.

Dans le troisième ce maximum est plus fort encore, et la ligne
de descente atteint 35°7.

On verra plus loin une intéressante observation publiée par
MM. PICQUÉ et FÉVRIER, observation que nous avons classée dans

le chapitre des pulsations cardiaques. Nous donnons du reste le tracé thermométrique complet. On peut y voir que la température prise dès l'entrée du malade à l'hôpital, est de 37°2 le matin, et le soir de 36°8.

Cette température basse persiste jusqu'à la mort (descendant même jusqu'à 36°) pendant quatre à cinq jours, pour ne s'élever alors qu'à 38°.

Dans la thèse de GUILLEVIC on trouve l'observation suivante que nous résumons :

OBS. VIII (Gauscher, *Bulletin de la Société anatomique*).

Homme de trente ans ayant signes de dothiénentérie.
Température, 36°7. Pouls très lent. Subcoma.
Cet état a persisté jusqu'à la mort.
AUTOPSIE. — Abcès dans le lobe frontal à la partie antérieure.

Une autre observation, moins intéressante parce qu'il s'agit de plusieurs abcès du cerveau, consécutifs à un état infectieux, et disséminés surtout à la base, note également une température hypothermale.

THÈSE ELBERTHC (Munich, 1892).

Abcès multiples du cerveau dans un cas de bronchectasie.

W... Xavier, vingt-deux ans, jardinier. Entre à l'hôpital le 12 mai 1891. Dans l'hiver 1889 à 1890, influenza rapidement guérie. Le 12 mai 1891 il se sent subitement indisposé. Sueurs abondantes. Trois vomissements. Entre à l'hôpital.

14 mai. — Homme maigre, visage rouge, cyanosé. Somnolence. Ronchus sonores assez abondants au sommet droit, quelques uns seulement au sommet gauche.

Cœur. — On ne sent pas la pointe. Matité n'est pas augmentée. Bruits normaux.

13 mai. — T. 37°4; P. 10,8.

14 mai. — T. 36°8 ; P. 90.

15 mai. — T. 37°5; P. 81.

Pas de raideur de la nuque. Albumine dans les urines.

16 mai. — T. 39° ; P. 108. Céphalée assez vive. Douleur de la nuque. Herpès labial.

17 mai. — T. 37°6; P. 144. Diagnostic clinique. Méningite.

AUTOPSIE. — Sac péricardique gros comme la main d'un enfant L'incision du péricarde donne issue à un liquide purulent. Pas d'hypertrophie du cœur.

La paroi du ventricule gauche est facilement libérée de ses adhérences au péricarde.

Orifices du cœur n'ont rien de particulier.

Poumons. — Adhérences assez nombreuses. Bronchectasie.

Cerveau. — Abcès multiples disséminés surtout à la base.

Si nous ajoutons à ces observations les deux cas de Kruzer et de Reynaud où la température est descendue jusqu'à 36°4 et d'autre part notre observation personnelle où la ligne de descente est tombée jusqu'à 36°2, nous aurons réuni huit observations, où les malades ont eu une température franchement hypothermale, et nous n'avons pas la prétention d'avoir trouvé tous les cas où ce fait s'est produit.

Nous disons que la température s'est montrée dans ces observations nettement hypothermale ; en effet, la température normale est, comme on le sait, de 37°5 pour certains auteurs, de 37°3 pour d'autres. Nous parlons de la température vespérale. Le matin, elle pourrait normalement descendre jusqu'à 37 degrés.

Or, dans tous les cas que nous citons, elle a toujours été au-dessous de ce dernier minimum.

Nous n'avons pas trouvé l'abcès du cerveau signalé parmi les causes, si nombreuses pourtant de l'hypothermie, et que, dans une récente clinique magistrale, M. le professeur Lépine résumait dans le tableau suivant :

1° Soustraction de calorique ;

2° Schok ;

3° Maladies nerveuses ;

4° Maladies asphyxiques ;

5° Cachexies ;

6° Empoisonnements ;

7° Etats fébriles.

Sur les huit cas réunis par nous, nous notons quatre observations seulement, où la localisation de l'abcès est indiquée d'une façon précise : deux fois l'abcès siège dans le lobe moyen (Obs. personnelle, Obs. Picqué et Février). Ce sont les deux cas où l'hypothermie a été la plus nette, et constatée le plus longtemps ; un cas où l'abcès siégeait dons le lobe frontal à la partie antérieure ; un cas enfin où les foyers étaient multiples, et surtout disséminés à la base.

On ne peut donc tirer aucune conclusion de la localisation du foyer, sinon que s'il existe réellement des centres thermiques, on ne peut expliquer l'hypothermie que par un phénomène d'inhibition, les abcès agissant à distance, par compression sans doute, vu les variations de leur siège.

Pour Guyon, la lésoin du corps strié donne fréquemment lieu à une ascension thermique, selon l'opinion de Aronsohn, Sachs, H. Girard (*Archives physiologie*, 1886).

Par des expériences personnelles sur le lapin, Guyon

provoque une élévation de température dans tous les cas de lésion ventriculaire. Dans les *Archives de physiologie*, 1884, Ch. Richet avait placé les centres thermogènes dans les parties antérieures et superficielles du cerveau.

La question des centres thermiques est loin d'être résolue, leur existence étant encore douteuse.

L'étendue de l'abcès a-t-elle quelque importance dans la production de l'hypothermie ? Il ne nous est pas possible de répondre, et nous dirons seulement, que dans les deux cas où nous avons trouvé une baisse thermométrique considérable et prolongée, les abcès étaient volumineux.

Dans notre observation l'abcès occupait tout le lobe moyen, l'avait presque totalement disséqué, avait inondé le ventricule ; dans l'observation de Picqué et Février, l'abcès avait le volume d'un gros œuf de poule.

Faut il d'autre part faire jouer un rôle à la nature même de la suppuration ? Nous ne le croyons pas, car dans nos observations, où l'hypothermie était la plus nette, la suppuration était soit franchement phlegmoneuse, soit d'essence tuberculeuse.

Il est vrai qu'il y a une lacune à combler, et les recherches bactériologiques n'ont encore été que rarement faites dans le pus de ces abcès.

L'hypothermie est donc nettement constatée dans plusieurs cas d'abcès du cerveau. Est-ce à dire que ce soit un nouveau signe à ajouter à la séméiologie déjà si encombrée de ces abcès ? Est-ce à dire qu'il faille même lui accorder une certaine valeur dans le diagnostic de cette affection ? Ce n'est pas le but que nous avons cherché en réunissant ces cas.

Mais, à côté de l'opinion de la plupart des auteurs qui

font de la fièvre, modérée il est vrai, une caractéristique de leur évolution, qui lui accordent une importance capitale dans le diagnostic différentiel, à côté de l'opinion de ceux qui considèrent l'apyrexie comme étant de règle dans leur marche, qui refusent au pus cérébral le droit de s'annoncer ou de s'afirmer par l'ascension thermique, une troisième opinion peut prendre place. Nous avons voulu simplement montrer que parfois ces abcès évoluaient avec une véritable hypothermie.

Car ces deux théories sont trop exclusives, toutes deux s'étayant sur des faits différents et d'égale valeur.

Nous pensons que la fièvre est un signe excellent, pouvant servir à dépister la présence d'un abcès du cerveau, lorsque le clinicien a des hésitations, lorsqu'il songe à la possibilité d'autres affections évoluant souvent sans au - cune réaction fébrile, syphilis cérébrale, tumeurs, etc.

Mais nous pensons aussi que l'absence de température ne doit pas faire écarter systématiquement l'idée de suppuration cérébrale du diagnostic différentiel, puisque non seulement Stahl considérait l'apyrexie comme étant de règle, mais que parfois, plus rarement il est vrai, ces abcès peuvent s'accompagner d'une véritable hypothermie.

II. — Etat du pouls.

Si la marche de la température dans les abcès du cerveau a soulevé de fréquentes discussions, si tous les auteurs ne sont pas d'accord à son sujet, l'état du pouls les laisse à peu près tous indifférents.

Dans les nombreuses observations que nous avons eu à

dépouiller il était rarement noté, et jamais, croyons-nous, il n'a prêté sujet aux réflexions des observateurs, dans leurs travaux sur la question des suppurations cérébrales.

Tous sont muets sur les qualités des pulsations cardiaques.

Peut-être, avons-nous déjà dit, sont-elles englobées dans le terme générique de fièvre; cependant le parallélisme de la température. et de la plus ou moins grande, rapidité du pouls est loin d'être ici un fait constant comme plusieurs de nos observations le prouvent, et nous verrons plusieurs d'entre elles accuser des ascensions thermiques élevées, alors que les pulsations cardiaques offraient au contraire une certaine lenteur.

La brachycardie, ou rythme lent des battements cardiques, est un fait très connu dans certaines affections des centres nerveux. Le pouls lent est temporaire ou permanent : temporaire dans la méningite, l'hémorragie cérébrale, dans les crises gastriques du tabes (Rosenthal), dans certaines névralgies ; permanent dans certains cas de traumatisme du rachis cervical, chez les mélancoliques, dans le vertige artério-scléreux, dans la sclérose en plaques où son apparition indique l'envahissement du bulbe.

Il nous a paru intéressant de rechercher si ce ralentissement du pouls était noté fréquemment dans les observations d'abcès du cerveau ; de telles observations sont assez nombreuses, nous allons les exposer ainsi que les réflexions qu'elles nous ont inspirées.

OBSERVATIONS

Thèse Stahl (Nancy, 1894).

Obs. XV. (Seaton). — Pouls lent. Abcès non enkysté du lobe temporal droit rompu dans le ventricule. Pas de méningite.

Obs. I. (Gall). — Pouls lent. Abcès non enkysté du lobe sphénoïdal droit sous les circonvolutions.

Obs. X. (Bernheim.) — Abcès enkysté du lobe frontal rompu dans le ventricule latéral gauche.

Thèse Guillevic (Paris, 1882).

Obs. VIII. (Gaucher, *Bulletin de la Société anatomique*, 7 janvier 1881).

Homme de trente ans ayant signes de dothiénentérie. T. 36°7 ; Pouls très lent. Subcoma. Cet état a persisté jusqu'à la mort.

Autopsie. — Abcès dans le lobe frontal droit à la partie antérieure.

Thèse Conchon (Paris, 1889).

Obs. I. — Pouls toujours très lent de 48 à 70 pulsations. Bronchectasie. Abcès de l'hémisphère gauche au niveau de la deuxième frontale.

Obs. II. — Au début pouls rapide, puis il tombe à 50 pulsations.

Pneumonie chronique avec deux abcès dans l'hémisphère droit occupant l'un le lobe antérieur, l'autre le lobe postérieur.

Thèse Robin (Agrégation, 1883)

Sur 113 cas :

Pouls lent dès le début 10
Pouls fréquent 6

Annales des maladies du layrnx et de l'oreille,
page 883, 1892.

Picqué et Février, *Des abcès intracrâniens d'origine otique.*
(Voir planche II)

Obs. I. — Homme de vingt-trois ans ayant un polype du conduit auditif externe et une otite moyenne à gauche ; trois semaines après il est pris de céphalée très vive, d'un abattement général.

Le pouls est ralenti, 50 pulsations. Pas de température. Deux jours après (13 juillet) le malade est plus opprimé, il pousse quelques cris aigus. Pouls, 42. T. 37°2. Le soir : Pouls, 40. T. 36°8. Pas de paralysie.

14 juillet. — Etat de dépression très profonde. Pouls, 38. T. 36°6.

15 juillet. — Pouls, 45. T. 36 degrés. Le malade est dans un état demi-comateux, répond à peine.

16 juillet. — Perte de connaissance à peu près complète. Pouls, 48. T. 37°4. Le soir : Pouls, 56. T. 37°8.

17 juillet. — Résolution musculaire presque complète. Pouls, 42. T. 38 degrés.

19 juillet. — Mort. Abcès du lobe moyen du volume d'un œuf de poule.

Thèse Thomas (Paris 1877).

Obs. XVII. — Homme âgé de trente-deux ans. Chute sur le front. Accident douloureux. Paralysie.

Huit mois après le malade était presque complètement guéri.

Deux ans après, la mémoire et l'intelligence diminuent, les forces faiblissent.

A l'entrée à l'hôpital, grand assoupissement. Céphalée intense au niveau de la région pariétale gauche. Pas de paralysie.

R. 15. Pouls, 35 régulier.

Rien au cœur.

Un mois après, il s'enivre, accuse alors de la céphalée très vive, a des vomissements, des secousses convulsives.

Bientôt coma et mort.

Autopsie. — Abcès enkysté gros comme un œuf de poule dans le lobe antérieur gauche.

THÈSE J. TELLIER (1890) (J.-W. Whrigt, *Medical Record,* 1889)
Résumé.

J.-S., quarante ans, alcoolique. Dans une crise de *delirium tremens,* se frappe la tête contre les murs. Il en résulte plusieurs abcès du cuir chevelu. Entré le 4 juin à l'hôpital. Incisions.

26 juillet. — Engourdissement et faiblesse de la main droite. Parésie du côté droit, à la jambe, à la face, au bras. Violentes douleurs au niveau du pariétal gauche.

Jusqu'au 18 juillet, rien de particulier sauf que le malade fut aphasique par instants.

Ce jour-là grande hébétude.

Le lendemain coma, incontinence d'urines, selles involontaires.

Pouls, 48 à 50 par minute. Respiration lente, régulière.

22 juillet. — Trépanation au niveau de scissure de Rolando. Ponction avec aiguille aspiratrice ramène 8 grammes de pus environ. Incision avec bistouri, puis introduction d'une sonde en caoutchouc. On retire 25 grammes de pus. Lavage à eau bouillie. Drainage. Le lendemain le malade enlève le drain. Malgré cela, la blessure guérit. La paralysie disparaît peu à peu. Le malade mange avec plaisir et répond avec intelligence.

THÈSE KARL LANGE (Munich, 1892)

Il s'agit d'une recrue du K. B. régiment d'infanterie à Munich, qui entre à l'hôpital en janvier 1890 pour une pleurésie purulente.

On fait la ponction de l'empyème, et au mois de décembre il est à peu près guéri, lorsque le 16 décembre, le malade se plaint de frissons, de céphalée assez vive. T. 39°5. Dans la nuit du 25 au

26 décembre, le malade est pris tout à coup d'un vomissement très abondant jaune verdâtre, ne contenant aucun débris alimentaire.

27 décembre. — T. 38°3. Violente céphalée.

28 décembre. — La température revient à la normale. Nouveau vomissement. Inappétence complète. Insomnie.

30 décembre — T. normale, le pouls est lent, assez fort.

1er janvier, — T. normale. Légère parésie des muscles du visage et du bras droit.

2 janvier. — La céphalée se localise dans la moitié gauche de la tête.

8 janvier. — T. normale. Pouls, 50. Paralysie faciale droite et paralysie du bras droit.

9 janvier. — Léger coma. Pouls, 42.

10 janvier. — Pouls, 45. Le soir : T. 37°5. Pouls, 100. Collapsus. Mort.

Autopsie. — Abcès du cerveau au niveau de la scissure de Rolando gauche. A l'ouverture des ventricules du cerveau on voit du pus sortir du ventricule latéral gauche.

Ces observations, augmentées des dix cas de pouls lent dès le début trouvés dans la thèse d'agrégation de Robin, portent à 20 le nombre des cas d'abcès du cerveau, avec ralentissement du pouls, et montrent que le rythme des pulsations cardiaques était ralenti, et parfois d'une façon considérable, puisqu'une fois il a pu atteindre le chiffre de 35 à la minute.

Plusieurs faits intéressants sont à noter au sujet de quelques-unes d'entre elles.

Nous avons recherché, en les analysant, si la marche de la température et le mode d'être des battements cardiaques offraient parfois un certain parallélisme, en un mot si la descente thermométrique coïncidait souvent avec le ralentissement du pouls.

D'autre part, nous nous sommes demandé si, dans les

cas de pouls lent, un hémisphère était plus souvent que l'autre le siège du foyer purulent, si d'autre part certaines zones cérébrales étaient atteintes de préférence à d'autres par la formation de l'abcès.

L'étendue de l'abcès nous a paru également intéressante à signaler.

A tous ces problèmes voici les solutions que nous avons trouvées :

I. — Nous avons constaté le parallélisme de l'hypothermie et de la brachycardie dans quatre observations, et cela d'une façon très nette. Observation personnelle. Observation de Gullevic. Observation Picqué et Février. Observation I Conchon. Ce parallélisme s'affirme particulièrement dans notre observation et dans celle de Picqué et Février, par sa durée, et par la netteté des chiffres de la température et des pulsations cardiaques. Les deux faits semblent marcher de pair.

Nous ne voulons pas en conclure cependant que la température soit liée au rythme cardiaque, qu'il y ait même le plus léger rapport entre ces deux particularités ; d'une part en effet les centres thermiques sont très mal connus, et les centres régulateurs de la circulation sont encore à l'état d'énigme.

Peut-être sont-ce là phénomènes d'inhibition, et en faveur de cette hypothèse, que nous émettons prudemment, nous mettons simplement en relief l'étendue considérable de la collection dans ces divers cas, et plusieurs fois l'inondation ventriculaire par la source suppurative. Observation Stahl (Seaton). Observation Karl Lange. Observation personnelle. Observation X Bernheim,

L'inondation ventriculaire est donc signalée dans quatre
des observations publiées par nous, d'après leurs auteurs.

D'autre part, nous avons recherché très attentivement
si dans tous ces cas on ne signalait aucune phlegmasie
concomitante des méninges, aucune lésion du bulbe.

Dans plusieurs cas nous avons trouvé l'absence de
méningite très nettement indiquée; dans les autres, les
auteurs étaient muets sur cette particularité cependant
très importante. Il semble toutefois logique d'admettre
qu'elle ne leur ait pas échappé, et qu'ils l'auraient certainement notée. L'état du bulbe n'est jamais noté.

Le pouls lent s'associe donc assez fréquemment à l'hypothermie pour que nous puissions, non pas classer défini-
tivement ce syndrome dans la séméiologie possible des
abcès cérébraux, mais tout au moins la signaler comme
un fait intéressant dans l'évolution de certains d'entre
eux. Des recherches ultérieures auront à montrer si cette
association n'est qu'une simple coïncidence, ou si le siège,
l'étendue de l'abcès, son mode d'évolution ont quelque
influence sur sa production. Nous nous contentons d'ouvrir une nouvelle porte aux recherches des observateurs.

II. — Il ne semble pas que le siège de l'abcès dans l'un
ou l'autre hémisphère puisse avoir une influence quelconque sur le ralentissement du pouls.

Car dans nos dix observations l'hémisphère droit est
quatre fois le siège du foyer suppuratif, lequel est localisé
six fois dans l'hémisphère gauche.

L'hémisphère droit ne bénéficie donc que de deux cas,
et cela sur un chiffre trop restreint d'observations pour
qu'on puisse donner une valeur quelconque à ce fait.

Nous en dirons autant des zones cérébrales où se localise le foyer suppuratif. Aucune zone déterminée ne semble en faveur ; tantôt l'abcès siège dans le lobe frontal (quatre fois), tantôt dans le lobe temporal (une fois), tantôt dans le lobe sphénoïdal (une fois), enfin dans le lobe moyen (deux fois).

L'étendue de l'abcès est également soumise à de grandes variations ; ce sont tantôt de vastes abcès non enkystés, tantôt des abcès moyens, petits, enkystés.

Nous n'avons trouvé que dans les observations où le pouls lent accompagnait l'hypothermie, une certaine importance à l'étendue du foyer, et nous avons déjà dit que celui-ci était considérable alors, et que plusieurs fois le pus baignait le ventricule latéral, soit dans l'hémisphère droit, soit dans l'hémisphère gauche.

L'évolution de l'abcès ne nous a pas paru avoir une influence quelconque sur la brachycardie : celle-ci est-elle plus fréquente dans les cas où l'abcès fait éclater brusquement ses symptômes, ou bien dans ceux où il s'annonce par degrés successifs. Nos recherches ne nous ont conduit à aucun résultat. Peut-être que, si dans les observations l'état du pouls était soigneusement noté, pourrait-on arriver à quelque remarque intéressante. Rien, jusqu'ici du moins, ne nous permet même de le soupçonner.

III. — Troubles de la parole.

On sait que l'aphasie est assez fréquente dans les abcès du cerveau ; tous les auteurs sont d'accord à ce sujet ; elle est du reste dépendante de la localisation du foyer, sauf dans certains cas où alors elle présente quelques modalités particulières.

Si nous nous en occupons ici, c'est moins pour montrer sa fréquence, que nous relèverons néanmoins en passant, que pour établir certains détails qui peuvent la signaler.

Les troubles de la parole ont été signalés le plus souvent dans l'abcès du cerveau sans qu'on se soit occupé de préciser leur date d'apparition, du moins sans qu'on ait insisté sur la période qui les ont vus naître, début, période d'état, phase ultime. Il semble cependant que Stokes paraisse les placer dans les signes de la troisième période qu'ils annonceraient pour ainsi dire brusquement.

Ces détails et plusieurs autres encore seront indiqués lorsque nous aurons donné plusieurs observations d'abcès du cerveau, dont le cours fut nettement marqué par des phénomènes aphasiques.

OBSERVATIONS

THÈSE GUILLEVIC (Paris 1882.)

OBS. III. — N..., Georges, cinquante-huit ans, entre à Cochin le 3 avril 1877 pour tœnia et bronchite chronique.

11 avril. — Se plaint de douleurs de tête et d'envies de vomie

Quelques heures après sueurs profuses, impossibilité de répondr-malgré qu'il comprenne.

Pas de paralysie, ni de déviation de la face et de la langue, sen sibilité intacte.

13 avril. — L'aphasie a disparu.

16 avril. — Depuis le 13, phénomènes de congestion pulmonaire très intenses. Mort.

Autopsie. — Abcès gros comme une noisette au centre de chaque hémisphère du cervelet.

Les méninges et l'écorce du cerveau sont saines.

Un troisième abcès dans le lobe frontal droit ; un quatrième dans le lobe occipital gauche, et un cinquième dans le lobe pariétal gauche. On ne trouve rien dans le crâne ou les oreilles qui puisse expliquer la production de ces abcès.

Thèse Stahl (Nancy 1882)

Obs. XIV de Peunmann. — Attaque apoplectiforme suivie d'hémiparésie droite avec aphasie. Abcès du lobe frontal gauche enkysté et du volume d'un œuf de poule.

Obs. XVI. — Attaque apoplectiforme suivie d'aphasie et d'hémiplégie droite progressive atteignant d'abord le domaine du facial inférieur, puis le bras et le membre inférieur.

Obs. XVII de Russel. — Attaque apoplectiforme suivie de perte de connaissance pendant seize jours, d'hémiplégie droite et d'aphasie partielle ; le malade ne pouvant plus dire que «yes» et «no». Rémission des symptômes et mort très rapide.

Abcès enkysté de l'hémisphère gauche dans les première et deuxième circonvolutions frontales avec ramolissement en arrière de l'abcès.

Thèse Couchon (Paris 1889)

Obs. I — Aphasie incomplète, le malade cherche longtemps ses mots et les prononce mal.

Paréise droite. Pas de paralysie faciale au début. Celle-ci n'apparaît qu'au septième jour.

Bronchectasie, abcès de l'hèmisphère gauche au niveau de la deuxième frontale.

Obs. VIII. (Senator, *Berl. klin. Woschensch*, 1879)— Malade agé de trente ans. Saigné quelques temps avant pour bronchite putride. Entre à l'hôpital le 31 juillet 1878. A l'entrée un peu de bronchiette laryngite.

Expectoration purulente un peu fétide. État général bon. Légers accès fébriles de temps en temps. Urines normales.

4 août. — Légère faiblesse du bras droit. Il laisse échapper les objets.

7 août. — Paralysie complète du bras droit.

9 août. — Convulsions et crampes à droite.

11 août. — Parésie de la face droite. Langue déviée à gauche.

14 août. — Aphasie incomplète. Parole embarrassée. Il peut encore écrire.

16 août. Répond indifféremment oui et non aux questions posées. Réflexes abolis au bras droit.

20 août. — Mort dans le coma.

Température oscille entre 37 et 39 degrés pendant la maladie.

Autopsie. — Bronchite putride et pneumonie chronique ulcéreuse à droite. Méninges congestionnés.

Au niveau des circonvolutions frontales, abcès sans membrane d'enveloppe.

Obs. XXX (Meyer, *Berlin Woschensch.* 1868) — Jacob C. vingt-deux ans. Entré le 18 février, 1868 avec signes de pneumonie franche droite, mais il avait déjà depuis longtemps des signes de bronchite putride.

1er mars. Couvulsions localisées au bras droit, puis parésie.

6 mars. Généralisation à la jambe et à la face. Aphasie.

15 mars. Mort.

Autopsie. — Poumon droit hépatisé Caverne au sommet.

Au cerveau on trouve un abcès dans le lobe antérieur de l'hémisphère gauche. Deuxième abcès en avant du premier. Enfin troisième abcès au niveau d'extrémité antérieure du ventricule latéral.

Gazette hebdomadaire, 14 février 1891.

Reclus et Forgue, dans leur article sur le traitement des abcès cérébraux d'origine non traumatique, parlnet de :

Mac Even *(British med. Journal,* 11 août 1888). — Aphasie,

paralysie de la 3ᵉ paire et des muscles du bras et de la face. — Abcès temporo-sphénoïdal.

Horsley et Ferrier (*Lancet*, 10 mars 1888). — Aphasie. Abcès siégeant dans le tiers antérieur du lobe temporal et comprimant la scissure de Sylvius.

Annales des maladies du larynx et de l'oreille,
p. 724, 1893.

Truckenbrod. Abcès du cerveau après une otite moyenne aiguë (*Archiv of otology*, vol. XXI, n° 2).

Il s'agit d'un homme qui avait un épanchement de sérosité dans la caisse du tympan. On fit la paracentèse, mais l'écoulement devint rapidement purulent.

Douze jours après, le malade s'expose au froid étant en sueur et des signes non douteux d'abcès cérébral éclatèrent (paralysie faciale, aphasie, paralysie du bras).

La guérison se fit très bien avec cicatrisation du tympan et retour de l'audition.

Schindlor (*Arch. de médecine et pharmacie militaire,* p. 1128, 7 septembre 1892).

Soldat de vingt et un ans. Coryza antérieur.

Est pris au cours de celui-ci de fièvre, de céphalée, puis d'aphasie avec monoplégie du bras droit.

Trépanation du sinus frontal d'où sort du pus.

Mort.

A l'autopsie, abcès au niveau des 2ᵉ et 3ᵉ circonvolutions frontales gauches.

Archives des maladies du nez et de l'oreille,
p. 221, 1892.

Truckenbrod

Le malade, âgé de cinquante-quatre ans, jouissait d'une bonne santé autrefois. Il est atteint à la suite de l'influenza d'une otite moyenne gauche sans manifestations inflammatoires aiguës.

Au bout de trois semaines apparaissent subitement une violente douleur pariétale, de la parésie au nerf facial, de l'*aphasie* de la faiblesse du bras droit. A part cela, aucune manifestation de tabes.

Température très irrégulière.

Diagnostic. — Abcès du lobe temporal gauche. Trépanation. Drainage. Guérison en quatre semaines.

Page 708, JANSEN.

OBSERVATION II. — Homme de trente-quatre ans. Suppuration fétide de l'oreille gauche depuis l'enfance à la suite de rougeole. Le 18 juin 1891 à la suite d'un écart de régime, fièvre, température 39 degrés. Vomissement, céphalée. Le 20 juin, *aphasie amnésique*, pas de ralentissement du pouls, de douleur à la percussion, de vertige, de paralysie, de tuméfaction veineuse du nerf optique, mais tendance à la constipation.

Puis délire, coma et mort le 1er juillet.

AUTOPSIE. — Abcès du lobe temporal gauche.

THÈSE KARL LANGE (Munich 1892).

Un cas d'abcès du cerveau à la suite d'une pleurésie purulente. Homme qui tombe malade en décembre 1886.

On reconnaît les signes d'une pleurésie séro-fibrineuse qui rapidement se transforme en empyème.

Bientôt éclatèrent des symptômes de broncho-pneumonie dans le poumon gauche.

10 janvier. — Incision au-dessous d'épine d'omoplate. Drainage.

11 février. — Le malade était pris de frissons, et à l'examen des poumons on trouvait les signes d'une infiltration pneumonique au sommet. Ils persistent pendant une semaine.

18 février. — On enlève le drain.

28 février. — Nouveaux frissons sans cause apparente.

3 et 8 mars. — Légère céphalée dans la région du pariétal.

9 mars. — Convulsions de longue durée avec déviation des deux yeux vers la droite, parésie de toute la moitié droite du corps. Bientôt la paralysie atteint la partie gauche. Aphasie. ascension thermique.

On intervient alors, et au trépan, au niveau de la scissure de Rolando sans que l'aiguille exploratrice ramène du pus.

Neuf jours après l'opération, mort.

AUTOPSIE. — Abcès de la grosseur d'une noisette, contenant beaucoup de pus verdâtre au niveau du pied de la 2ᶜ frontale.

SANGER ET SCHICK (*Deutsche medical* Woschensch, n° 10, 1890).

Homme de cinquante-deux ans ayant eu un écoulement de l'oreille gauche depuis plusieurs années. Deux semaines avant son entrée à l'hôpital, il souffrit de douleurs ainsi que survenait de la température et de la rougeur au niveau de l'oreille gauche.

Aphasie sensorielle. Puis bientôt parésie du facial droit.

OBSERVATION. — Trépanation de la mastoïde. On trouve un abcès au niveau de la 1ʳᵉ circonvolution temporale; quatre semaines après, guérison.

THÈSE J. TELLIER (Lyon, 1890) W. Mac Ewen.
(Congrès de l'Association Britannique, août 1888.)

Traumatisme du front.

Hémiplégie droite complète avec aphasie qui dure seulement deux heures.

Mac Ewen diagnostiqua un abcès de la substance cérébrale.

La famille refusa l'opération au chirurgien. Il put la faire sur le cadavre du patient quelques jours après; il trépana le crâne, mit à nu la 3ᶜ circonvolution frontale, et quand il eut enfoncé le bistouri à 1 centimètre environ de profondeur, une grande quantité de pus s'échappa immédiatement.

Parmi toutes ces observations d'abcès du cerveau où les accidents aphasiques sont évidemment constatés, tous

n'ont pas eu une égale évolution. Si on les analyse attentivement on arrive à relever plusieurs particularités intéressantes, et spécialement les faits suivants : l'aphasie au
début de l'abcès, sa coïncidence dans certains cas avec le
ralentissement du pouls; l'existence simultanée dans une
observation de la tachycardie, de l'aphasie et de l'hypothermie ; le caractère transitoire de certaines aphasies
améliorées ou même disparues dans le cours de l'abcès,
quand bien même ce dernier s'est terminé par la mort du
sujet, la persistance au contraire de ce phénomène dans
certains cas ; enfin les cas heureux ou une intervention
hâtive, guidée par un diagnostic certain, a provoqué une
guérison complète. Tous ces divers détails n'ont certainement pas tous la même importance, et si nous les signalons c'est pour montrer quelles variétés d'allure peuvent
revêtir les abcès du cerveau, sous quelles formes multiples ils peuvent se couvrir, et pour donner quelques faits
qui dans certains cas, pourront aider le clinicien, sinon à
les reconnaître, du moins à les suspecter, quand leur évolution sera contraire à leur mode habituel d'être.

L'aphasie s'est présentée huit fois comme phénomène du
début. On trouve d'abord deux cas dans la thèse d'agrégation de Robin. Les autres sont de Stahl (4 cas) Truckerlrod
1 cas, Auzé également. Enfin, dans notre observation,
l'aphasie a débuté brusquement aussi, mais incomplète.

Parmi ces cas, les uns sont caractérisés au début par
de l'aphasie et des attaques apoplectiformes, ou épileptiformes. Dans les autres le malade assiste, en toute connaissance, à l'établissement presque subit de diverses paralysies, et en particulier à l'apparition de son aphasie.

Supposons, ainsi que cela s'est passé dans notre observation, un ictus éclatant chez un sujet dont la santé générale ne semble pas avoir souffert jusqu'alors, et qui ne s'est jamais plaint auparavant de prodromes avertisseurs ;

Supposons, succédant à cet ictus, ou plutôt s'installant au même instant, sans perte de connaissance, sans réaction fébrile, sans accélération du rythme des battements du cœur, une hémiplégie associée à une extrême difficulté de la parole : le tout évoluant chez un sujet porteur d'une cardiopathie :

Peut-on réellement songer, pendant longtemps, à l'existence d'un abcès de cerveau, alors que tout porte l'esprit à conclure logiquement que tous ces phénomènes sont sous la dépendance d'une lésion cardiaque, coupable, elle-même, de la semence rapide dans les zones cérébrales de multiples embolies.

En insistant sur ces faits nous voulons bien marquer que les abcès du cerveau ont bien souvent un début brusque, début faux peut-être, préparé longuement par une période de latence, sans signes apparents, soit pour le sujet lui-même, soit pour le clinicien qui a pu l'examiner pour une simple céphalée.

Nous ne trouvons que dans deux observations la coexistence de l'aphasie et du pouls lent (Obs. Tellier. Obs. Person). Nous ne ferons aucune remarque à ce sujet, les cas n'étant pas assez nombreux pour mériter une discussion quelconque.

Une réflexion, digne de remarque, que suggèrent plusieurs observations, est l'instabilité des phénomènes aphasiques et d'autre part leur guérison complète.

Dans trois cas nous notons soit la disparition complète

de l'aphasie, soit une notable diminution, alors que l'abcès cérébral a eu un dénouement fatal. Dans les trois faits on constate à l'autopsie la parfaite intégrité des méninges. Dans un des cas même, l'aphasie presque guérie disparaît, quelques instants avant la mort.

Si nous notons l'intégrité des méninges, c'est que dans deux cas l'aphasie a persisté complète ou incomplète, sans amélioration, augmentant au contraire avec la durée de l'affection, et cela alors que l'autopsie a révélé une congestion très nette des méninges.

(Obs. Roussel, *Progrès Médical*, 1886.)

(Obs. Senator, *Berl. Klin Woschensch*, 1879.)

Nous regrettons que l'observation de Terrillon soit muette sur les résultats de l'autopsie, car son malade aphasique reprend au bout de quelques jours l'usage de la parole, puis toute amélioration cessant, on le trépane, et l'aphasie disparaît en grande partie.

Ces faits d'aphasie transitoire, dans les cas où les méninges sont saines, d'aphasie permanente alors qu'elles sont congestionnées, sont intéressants à relever.

Ils montrent qu'une intervention hâtive, faite avant l'apparition de toute inflammation méningitique, peut faire disparaître rapidement les troubles du langage.

Car les succès donnés par la trépanation sont déjà nombreux dans les abcès du cerveau.

Nous ne les avons pas cherchés de parti pris, et cependant parmi les observations que nous publions on trouve plusieurs fois ce résultat acquis.

Il est donc de toute importance que le diagnostic d'abcès du cerveau soit porté de bonne heure ; aussi tous les détails de leur évolution doivent-ils être signalés, quelque petits qu'ils soient, dans le but de grouper le plus grand nombre d'indices, utiles à leur découverte.

Nous donnons plus loin un tableau montrant la fréquence plus ou moins grande des associations des symptômes que nous avons étudiés, en y joignant la coexistence possible d'une affection cardiaque.

Plusieurs cadres ont un résultat négatif; d'autres seront peut-être plus heureux plus tard, et pourront les compléter.

Tableau du groupement des symptômes relevés dans nos observations.

P.	20 cas	T. A.	0 cas
P. T.	4 —	T. C.	0 —
P. T. A. . . .	0 —	A. C.	0 —
P. T. A. C. . .	1 —	P. A. C. . . .	0 —
P. A.	2 —	P. T. C. . . .	0 —
P. C.	0 —	T. A. C. . . .	0
T.	8 —		

P. Pouls lent.

T. Hypothermie.

A. Troubles de la parole.

C. Lésion cardiaque.

CONCLUSIONS

De l'analyse des observations que nous avons passées
en revue, nous pouvons tirer les conclusions suivantes :

I. Les abcès du cerveau peuvent coexister non seulement avec les lésions congénitales du cœur, mais encore
avec certaines lésions acquises, notamment celles du cœur
droit. Dans ces cas, le diagnostic avec les embolies multiples présente les plus grandes difficultés.

II. Les troubles de la parole se réduisent presque toujours à de l'aphasie motrice.

Celle-ci peut être temporaire ou permanente ; dans ce
dernier cas, elle semble relever surtout de lésions ménin-
gées.

III. L'hypothermie ne paraît pas être un phénomène
exceptionnel dans l'abcès du cerveau.

L'absence de fièvre ne peut être d'aucune utilité dans le diagnostic de cette affection.

IV. Le ralentissement du pouls a été noté assez souvent, quel que soit le siège de la lésion.

On ne peut tirer de ce symptôme aucune indication capable de servir de guide pour une opération chirurgicale.

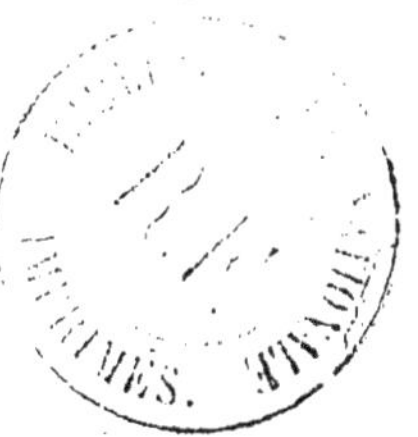

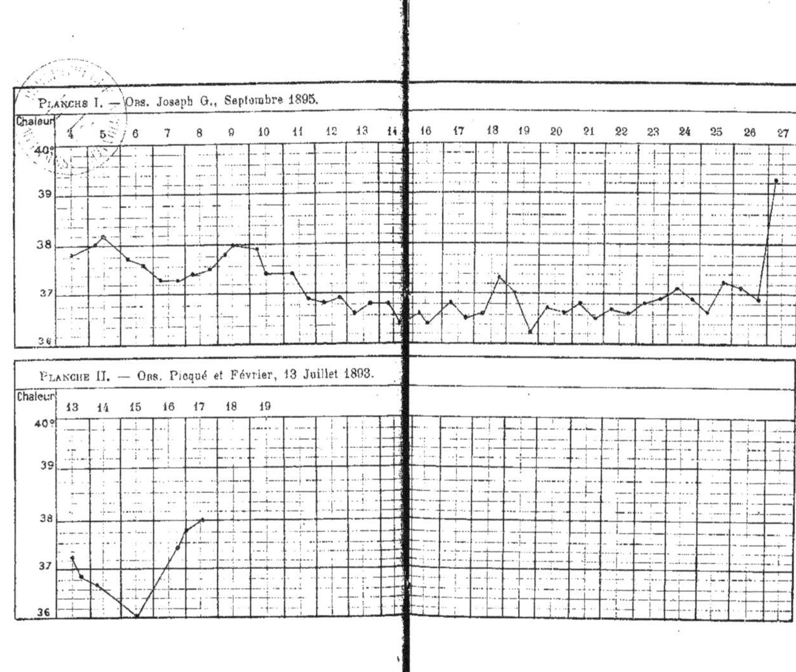

Planche I. — Obs. Joseph G., Septembre 1895.
Chaleur
40°
39
38
37
36
4 5 6 7 8 9 10 11 12 13 14 16 17 18 19 20 21 22 23 24 25 26 27
Planche II. — Obs. Picqué et Février, 13 Juillet 1893.
Chaleur
40°
39
38
37
36
13 14 15 16 17 18 19

BIBLIOGRAPHIE

Picqué et Février, Contribution à l'étude des abcès intra-crâniens d'origine otique. (*Annales des maladies du larynx et de l'oreille*, 1891-1893.)

Guellevic, *Abcès spontanés du cerveau*. (Thèse Paris, 188?.)

Thomas, *Des abcès encéphaliques*. (Thèse Paris, 1877.)

Ballet, Des abcès du cerveau consécutifs à certaines malformations cardiaques. (*Archives de médecine*, 1880, p, 659.)

Gull, Openning in to the lateral ventricul. (*Medical Times*, 1869 2 p. 38.)

Lépine, Abcès du cerveau consécutif à une affection des fosses nasales. (*Revue de médecine*, 1877, p. 862).

Lépine, Pathologie du cerveau. (*Revue de medecine*, 1877, p. 389.)

Elberth, *Multipl Hirnabsces in ansehlme bronchicktische Cavernen*. (Th. Münich, 1892.)

Conchon, *Etude sur les abcès du cerveau consécutifs à certaines lésions pulmonaires*. (Thèse Paris, 1889.)

Meyer, Abcès du cerveau et pneumonie. (*Berlin, Wochenach*, 1868.)

Roussel, Tuberculose pulmonaire et abcès du cerveau. (*Progrès médical*, 1886)

Senator, Bronchite putride et abcès du cerveau. (*Berlin Klink Vochensch*. 1879.)

Sthal, *Des abcès du cerveau idopathiques*. (Thèse Nancy, 1882)

Frænkel, *Deutsch med. Voch*, 1887, p. 378.

Rendu et Boulloche, *Soc. méd. des hôpitaux*, 31 juillet, 1891.

Reclus et Forgue, *Gazette hebdomadaire*, 14 février 1891.

Mac-Even, *British med. journal*, 11 août 1888.

Horseley et Ferrier, *Lancet*; 10 mars 1888,

Truckenbrod, *Archiv. of Otology*, vol. 21, n° 2.

Schindlor, *Archives de médecine el pharmacie militaire*, 7 septembre, 1892, p. 1128.

Karl Lange, Th. Münich, 1892.

Sanger et Schik, *Deutiche med. Vochensch*, n° 10, 1890.

Tellier, Thèse de Lyon, 1890.

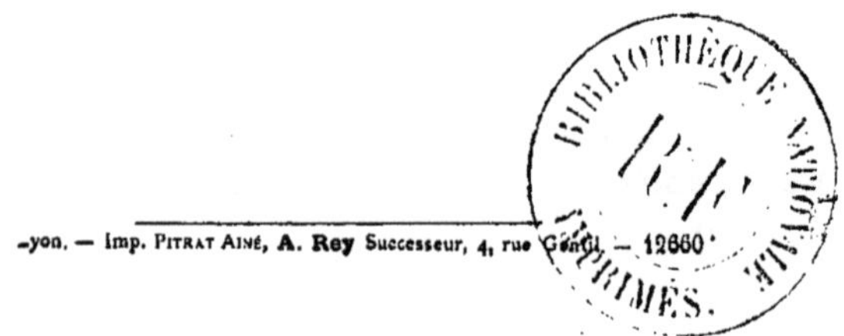

-yon. — Imp. PITRAT AÎNÉ, **A. Rey** Successeur, 4, rue Gentil — 12660